BEI GRIN MACHT SICH IHR WISSEN BEZAHLT

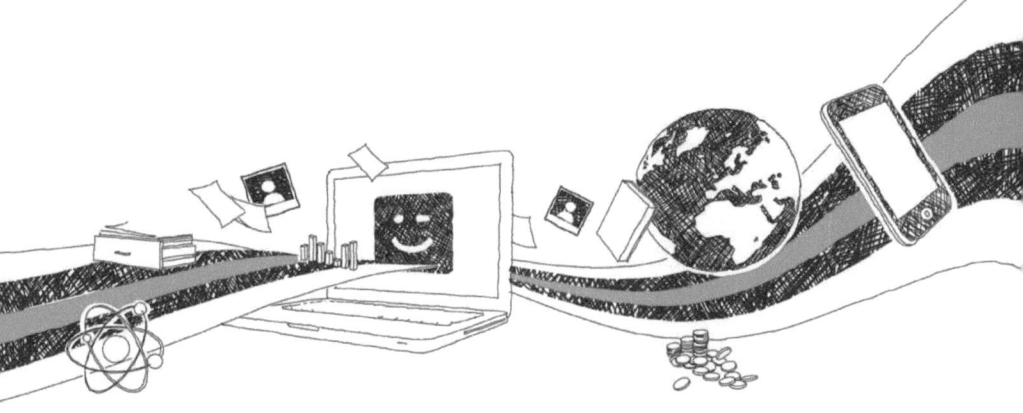

- Wir veröffentlichen Ihre Hausarbeit,
  Bachelor- und Masterarbeit

- Ihr eigenes eBook und Buch -
  weltweit in allen wichtigen Shops

- Verdienen Sie an jedem Verkauf

Jetzt bei www.GRIN.com hochladen und kostenlos publizieren

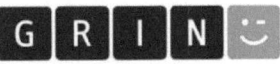

Bibliografische Information der Deutschen Nationalbibliothek:

Die Deutsche Bibliothek verzeichnet diese Publikation in der Deutschen National-
bibliografie; detaillierte bibliografische Daten sind im Internet über http://dnb.d-
nb.de/ abrufbar.

Impressum:

Copyright © 2014 GRIN Verlag, Open Publishing GmbH
Druck und Bindung: Books on Demand GmbH, Norderstedt Germany
ISBN: 9783668246065

Dieses Buch bei GRIN:

http://www.grin.com/de/e-book/334562/modulation-konditionierter-h-reflexe-
durch-paired-associative-stimulation

Niclas Niemann

Modulation konditionierter H-Reflexe durch Paired Associative Stimulation

GRIN Verlag

GRIN - Your knowledge has value

Der GRIN Verlag publiziert seit 1998 wissenschaftliche Arbeiten von Studenten, Hochschullehrern und anderen Akademikern als eBook und gedrucktes Buch. Die Verlagswebsite www.grin.com ist die ideale Plattform zur Veröffentlichung von Hausarbeiten, Abschlussarbeiten, wissenschaftlichen Aufsätzen, Dissertationen und Fachbüchern.

Besuchen Sie uns im Internet:

http://www.grin.com/

http://www.facebook.com/grincom

http://www.twitter.com/grin_com

Modulation konditionierter H-Reflexe

durch

Paired Associative Stimulation

Bachelorarbeit

zur Erlangung des akademischen Grades

„Bachelor of Arts" (B.A.)

der Philologischen, Philosophischen und Wirtschafts- und
Verhaltenswissenschaftlichen Fakultät der

Albert-Ludwigs-Universität

Freiburg im Breisgau

vorgelegt von

Niclas Niemann

SS 2014

Sportwissenschaft – Bewegungsbezogene Gesundheitsförderung

Inhaltsverzeichnis

1. Einleitung

Das Zentrale Nervensystem (ZNS) als Steuereinheit unseres Denkens, Fühlens und Handelns wird bereits seit Langem nicht mehr als starres Konstrukt verstanden. Verschiedenste Einflüsse und Reize der Umwelt führen zu Veränderungen und Anpassungsvorgängen in diesem hochkomplexen System. Diese ständige Rekonstruktion des ZNS wird als neuronale Plastizität bezeichnet und stellt eine grundlegende Voraussetzung für kognitive Phänomene wie Lernen und Gedächtnis dar. Die Erkenntnis der Anpassungsfähigkeit des ZNS prägte zudem das Verständnis des Verhältnisses von Mensch und Umwelt als ein flexibles, adaptives und bilaterales System der Interaktion. Neuronale Plastizität, insbesondere des Sensomotokortex, kann durch verschiedene Einflüsse wie das Erlernen neuer Fähigkeiten und Fertigkeiten oder Verletzungen des Nervensystems getriggert werden. Neuronale Veränderungen konnten bspw. nach Amputation einer Gliedmaße (Cohen, Bandinelli, Findley, & Hallett, 1991), bei Nervenblockade (Brasil-Neto et al., 1993), bei neurologischen Erkrankungen wie Parkinson, Schlaganfall oder Multipler Sklerose (Morgante, Espay, Gunraj, Lang, & Chen, 2006; Rodrigues, Walters, Stell, Mastaglia, & Thickbroom, 2008; Traversa, Cicinelli, Bassi, Rossini, & Bernardi, 1997; Ueki et al., 2006; Zeller & Classen, 2014) oder beim Erlernen bzw. Training einer motorischen Fertigkeit (Bütefisch et al., 2000; Classen, Liepert, Wise, Hallett, & Cohen, 1998; Pascual-Leone et al., 1995; Pascual-Leone, Grafman, & Hallett, 1994; Rioult-Pedotti, Friedman, Hess, & Donoghue, 1998; L Ungerleider, 2002; LG Ungerleider et al., 1995) nachgewiesen werden. Neben diesen weitgehend natürlichen Formen des Induzierens neuronaler Plastizität, können ähnliche Veränderungen auch künstlich durch neurophysiologische Techniken hervorgerufen werden. Hierzu zählen verschiedene Formen der zentralen und peripheren Nervenstimulation (wie PNS, TMS, rTMS, TBS, TES, tDCS, etc.). Das Induzieren neuronaler Plastizität mittels neurophysiologischer Stimulationsmethoden ermöglicht es, neuronale Veränderungen künstlich hervorzurufen und zu erforschen. Dies kann helfen, sowohl Lernmechanismen als auch Prozesse nach Verletzungen des ZNS besser zu verstehen und gewonnene Erkenntnisse bspw. im Rahmen der Rehabilitation einzusetzen. Als zentraler Grundsatz von neuronaler Plastizität wird die zeitliche Korrelation von Prozessen in prä- und postsynaptischen Neuronen angesehen. Dieser, von Donald O. Hebb beschriebene Mechanismus (Hebb, 1949) wird als Hebb'sche Regel bzw. Hebb'sches Lernen bezeichnet. Hebb (1949) postulierte, dass durch wiederholte Aktivierung einer Nervenzelle durch andere Nervenzellen die synaptischen Verbindungen zwischen diesen Zellen gestärkt werden und schreibt:

> *„When an axon of cell A is near enough to excite a cell B and repeatedly or persistently takes part in firing it, some growth process or metabolic change takes place in one or both cells such that A's efficiency, as one of the cells firing B, is increased."* (Hebb, 1949, S.62)

Dieser Grundsatz der synaptischen Plastizität wurde in zahlreichen Arbeiten (u.a. Bliss & Lømo, 1973; Douglas & Goddard, 1975) weiterentwickelt, welche Veränderungen synaptischer Verbindungen durch synchrone, repetitive Stimulationen beschrieben. Durch weitere Untersuchungen (u.a. Levy & Steward, 1983; McNaughton, Douglas, & Goddard, 1978) wurde der Einfluss der zeitlichen Komponente der Aktivität von Prä- und Postsynapse immer deutlicher, welche für die Stärke und Art der Ausprägung einer synaptischen Verbindung große Relevanz besitzt. So kann je nach zeitlichem Abstand von prä- und postsynaptischer Aktivierung das Phänomen der *(associative) long-term potentiation* (LTP) bzw. der *long-term depression* (LTD) beobachtet werden (Bi & Poo, 1998; Markram, Lübke, Frotscher, & Sakmann, 1997; Song, Miller, & Abbott, 2000). Diese Mechanismen werden unter dem Begriff der *Spike Timing Dependent Plasticity* (STDP) zusammengefasst. Einen modellhaften Überblick hierzu stellt *Abbildung 1* dar.

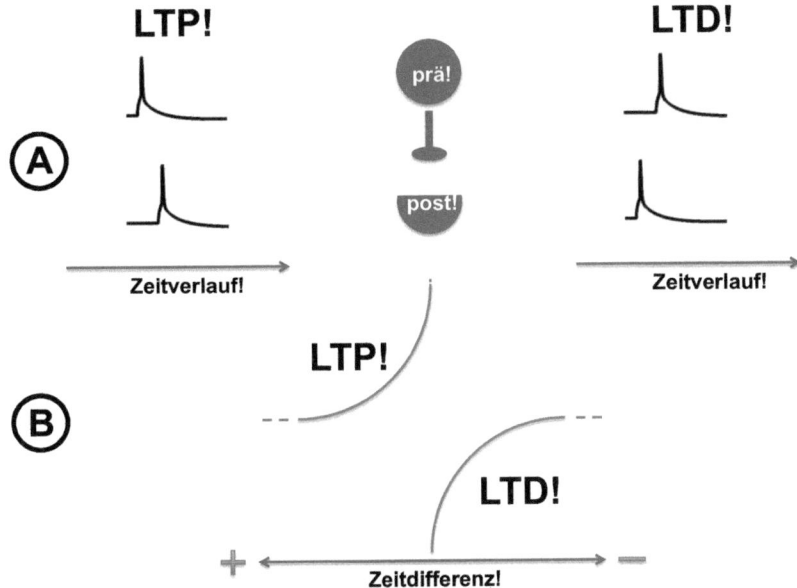

Abb. 1. Spike Timing Dependent Plasticity. Modellhafte Darstellung des theoretischen Zusammenhangs von LTP und LTD. In A ist die Abfolge der Stimulation von Prä- und Postsynapse für LTP bzw. LTD dargestellt. B zeigt das Verhalten von LTP und LTD in Abhängigkeit der Zeitdifferenz von prä- und postsynaptischer Aktivierung. (In Anlehnung an Markram, Gerstner, & Sjöström, 2011).

STDP bildet die theoretische Grundlage von gepaarten Stimulationsparadigmen neuronaler Strukturen zur Untersuchung von neuronaler Plastizität im menschlichen Nervensystem.

Die Erforschung neuronaler Plastizität des kortikospinalen Systems durch gepaarte Stimulation erfuhr durch das von Stefan, Kunesch, Cohen, Benecke, & Classen (2000) begründete Stimulationsparadigma der *Paired Associative Stimulation* (PAS) im letzten Jahrzehnt große Aufmerksamkeit. Hierbei handelt es sich um die Kombination einer peripheren (Periphere Nervenstimulation; PNS) und einer kortikalen Stimulation (Transkranielle Magnetstimulation; TMS). Die periphere Stimulation besteht aus einer niederfrequenten elektrischen Nervenstimulation (Stefan et al. (2000): Stimulation des n.

medianus). Die kortikale Stimulation erfolgt als Einzelimpuls mittels Transkranieller Magnetstimulation. Beide Stimulationen werden so gepaart (je nach adressiertem Muskel: Inter-Stimulus-Intervall; ISI von 20-50 ms), dass beide Reize zeitgleich auf Ebene des Motokortex (bzw. der primärmotorischen Rinde; M1) zusammentreffen. Bisherige Studien (u.a. Meunier, Russmann, Simonetta-Moreau, & Hallett, 2007; Stefan, Kunesch, Benecke, Cohen, & Classen, 2002; Stefan et al., 2000; Wolters et al., 2003) zeigen Veränderungen in neurophysiologischen Korrelaten, wie motorisch evozierten Potentialen (MEP), die auf Plastizität des kortikospinalen Systems zurückgeführt werden. So konnten bspw. gesteigerte MEPs nach einer PAS-Intervention gezeigt werden (Leukel, Taube, Beck, & Schubert, 2012; Meunier et al., 2007; Stefan et al., 2002, 2000; Wolters et al., 2003). In Abhängigkeit von der Länge des verwendeten ISIs konnten jedoch auch gegensätzliche Effekte (geringere MEP-Größe nach PAS) gezeigt werden (Wolters et al., 2003). Diese ISI-Abhängigkeit, weitere relevante Charakteristika wie eine schnelle Entstehung, eine hohe Persistenz, Reversibilität, topographische Spezifität, sowie pharmakologische Untersuchungen (NMDA-Rezeptor-regulierter Mechanismus) sprechen für LTP/LTD-ähnliche Mechanismen als Grundlage der PAS (Stefan et al., 2002, 2000). Vereinzelt konnten ebenfalls Veränderungen spinaler Parameter wie dem H-Reflex gezeigt werden (Lamy, Russmann, Shamim, Meunier, & Hallett, 2010; Meunier et al., 2007). Die gewonnenen Aussagen bzgl. der Modulation kortikospinaler Erregbarkeit sind jedoch insofern limitiert, als dass häufig lediglich komplexe Summenpotentiale in Form von MEPs abgeleitet wurden. Durch die Erhebung weiterer neurophysiologischer Korrelate und die Kombination verschiedener Stimulationsmethoden (bspw. F-Wave-Stimulation, cMEP-Stimulation bzw. Hirnstammstimulation, gepaarte TMS-Stimulation, etc.) wurde versucht, den Mechanismus der durch die PAS gefundenen Effekte zu konkretisieren (Meunier et al., 2007; Mrachacz-Kersting, Fong, Murphy, & Sinkjaer, 2007; Russmann, Lamy, & Shamim, 2009; Stefan et al., 2000; Wolters et al., 2003).

5

Die vorliegende Untersuchung geht hier einen Schritt weiter und versucht durch die Erhebung konditionierter H-Reflexe differenziertere Aussagen über die zugrundeliegenden Mechanismen zu erlangen. In Prä- und Posttest wurden dazu nicht nur Kontroll MEPs und Kontroll H-Reflexe, sondern zusätzlich konditionierte H-Reflexe erhoben. Die Konditionierung basiert auf einer Paarung der PNS mit einer kortikalen Stimulation durch TMS. Ein Zusammentreffen der beiden Reize auf spinaler Ebene führt zu einer Modulation des H-Reflexes. Durch unterschiedliche Zeitintervalle (ISIs) zwischen beiden Stimulationen, werden Rückschlüsse auf unterschiedliche kortikospinale Verschaltungswege bzw. Bahnen ermöglicht. Diese Technik der Konditionierung von H-Reflexen als neurophysiologische Messmethode wurde durch Untersuchungen u.a. von Nielsen & Petersen (1993, 1995a, 1995b) etabliert und bereits vielfach angewendet (u.a. Leukel et al., 2012; Schubert et al., 2008; Taube, Leukel, Nielsen, & Lundbye-Jensen, 2014). Vorteil dieser Technik ist, dass Veränderungen in der Erregbarkeit spezifischer kortikospinaler Bahnen und damit kortikospinale Plastizität differenziert dargestellt werden kann. Dies wird durch die hohe zeitliche Auflösung ermöglicht, welche je nach ISI Rückschlüsse auf die Erregbarkeit sowohl schneller, monosynaptischer, als auch langsamerer Verschaltungswege, die oligo- oder polysynaptisch verschaltet sind, zulässt (vgl. Taube et al., 2014).

2. Methoden

2.1 Probanden

Zehn Probanden (8 Männer, 2 Frauen) wurden in der vorliegenden Untersuchung gemessen. Alle Probanden waren psychisch und neurologisch gesund und wiesen keinerlei relevante physische Einschränkungen auf. Alle Probanden nahmen freiwillig an der Untersuchung teil, erklärten im Voraus ihr Einverständnis und wurden vorab über die Absichten der Studie informiert. Die Probanden wurden größten Teils aus dem studentischen Umfeld des Instituts rekrutiert. Die Altersspanne lag bei 20-32 Jahren (Mittelwert 24,4 ± 3,3 Jahre).

2.2 Setup

Während der gesamten Messung saßen die Probanden in einem spezialangefertigten Laborstuhl, an welchem eine Nackenstütze und eine Halterung für die Stimulationsspule befestigt war. Dies ermöglichte eine ruhige Körperhaltung der Probanden für die gesamte Messung und damit standardisierte Versuchsbedingungen. Die Probanden legten ihre Beine auf eine Ablage, um eine gestreckte Beinposition sicherzustellen. Die Probanden wurden angewiesen, während der Messung eine möglichst ruhige Körperhaltung zu bewahren und Aktivität, insbesondere der Beine, zu vermeiden. Für Stimulation und Aufnahme wurden zwei Laborcomputer mit spezialangefertigter Software (LabView® basiert; National Instruments®, Austin, TX, USA) verwendet.

2.3 Vorbereitung und Ablauf der Messung

Die Durchführung der Messung erfolgte nach einem standardisierten Protokoll, stets durch dieselben Experimentatoren und nahm je Proband ca. 90 Minuten in Anspruch. Das Experiment umfasste verschiedene Phasen, deren Ablauf im Folgenden dargestellt wird.

Zunächst wurden Kontraindikationen abgeklärt, welche die Durchführung der Transkraniellen Magnetstimulation (TMS) verhindert - und somit die Teilnahme an der Messung unmöglich gemacht hätten. Folgende Kontraindikationen wurden abgefragt: Neurologische Erkrankungen (wie bspw. Epilepsie), Herzfehler bzw. schwere Herzkrankheiten, Metallimplantate in Kopf oder Augen, sowie mögliche Schwangerschaft.

Anschließend wurde der Proband für die Messung präpariert. Für die elektromyographische Ableitung wurde das rechte Bein im Bereich der Muskeln m. tibialis anterior und m. soleus rasiert und mit einem Hautdesinfektionsmittel (Softasept®, Braun, Melsungen, Deutschland) behandelt, um optimale Ableitbedingungen zu schaffen. Je Muskel wurden zwei Elektroden und zusätzlich eine weitere gemeinsame Referenzelektrode verwendet (siehe *2.5 Elektromyographie*).

Nach Überprüfung des EMG-Signals bzgl. des Signal-Rausch-Verhältnisses wurde eine H/M-Rekrutierungskurve erstellt (siehe *2.4 H/M-Rekrutierungskurve*).

Letzter Schritt der Vorbereitung war die Positionierung der Stimulationsspule für die Transkranielle Magnetstimulation (TMS), sowie das Ermitteln der relevanten Schwellenintensität.

Zur konkreten Messung gehörten drei Phasen, welche nach Vorbereitung (s.o.) durchlaufen wurden. Der Prätest bestand aus der Erhebung der H/M-Rekrutierungskurve und der H-Reflex Konditionierung (siehe *2.8 H-Reflex Konditionierung*). Die Intervention bestand aus einem gepaarten Stimulationsparadigma (PNS und TMS), welches als *Paired Associative Stimulation (PAS)* bezeichnet wird (siehe *2.9 Paired Associative Stimulation*). Im Posttest wurden, kongruent zum Prätest, eine H/M-Rekrutierungskurve sowie konditionierte H-Reflexe aufgenommen. Der Ablauf der Messung ist in *Abbildung 2* schematisch dargestellt.

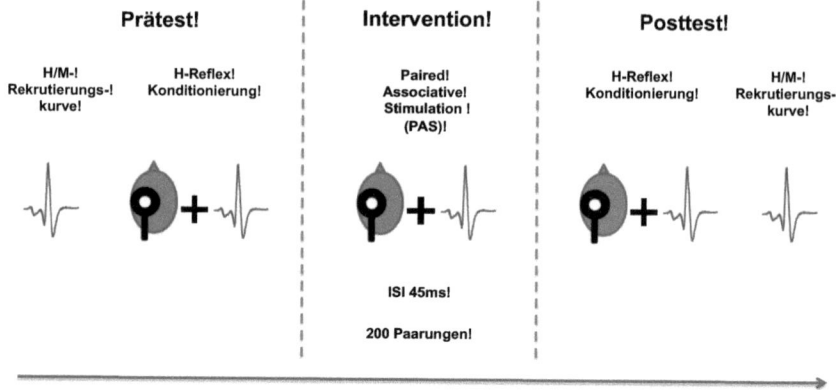

Prätest!		Intervention!	Posttest!	
H/M-! Rekrutierungs-! kurve!	H-Reflex! Konditionierung!	Paired! Associative! Stimulation ! (PAS)!	H-Reflex! Konditionierung!	H/M-! Rekrutierungs-! kurve!

ISI 45ms!

200 Paarungen!

Zeitverlauf!

Abb. 2. Ablauf der Messung. Schematische Darstellung von PNS ( ) und TMS ( ). Genauere Erläuterungen zur Erhebung der H/M-Rekrutierungskurve, sowie der Durchführung der H-Reflex Konditionierung und der PAS finden sich im entsprechenden Kapitel (2.4, 2.8, 2.9). (In Anlehnung an Leukel et al. (2012)).

2.4 H/M-Rekrutierungskurve

Zunächst wurde die optimale Stelle zur Erregung des Hoffmann-Reflexes (H-Reflex) des m. soleus in der Kniekehle ermittelt. Hierfür wurde die Kathode in der Kniekehle schrittweise versetzt, bis ein stabiler H-Reflex bei minimaler Stimulationsintensität erregt werden konnte. Ziel war es, Fasern des n. tibialis zu innervieren, ohne dabei eine Aktivierung des n. peroneus communis und damit des m. tibialis anterior zu erzeugen, um u.a. hemmende Einflüsse auf die Aktivität des m. soleus zu minimieren. Überprüft wurde dies durch die EMG-Ableitung des m. tibialis anterior. Optimal ist bei geringer Stimulationsintensität eine isolierte H-Reflex-Antwort im m. soleus ohne Erzeugung einer M-Welle bzw. Aktivität im m. tibialis anterior.

Nach Fixierung der Stimulationselektroden wurden ca. 40 Stimulationen bei unterschiedlichen Intensitäten (0 - 100 mA) aufgenommen, um eine H/M-Rekrutierungskurve zu erstellen, die das Verhältnis von maximalem H-Reflex

9

zu maximaler M-Welle darstellt (siehe *3.6 Periphere Nervenstimulation*). Einen beispielhaften Verlauf einer solchen Rekrutierungskurve zeigt *Abbildung 3.*

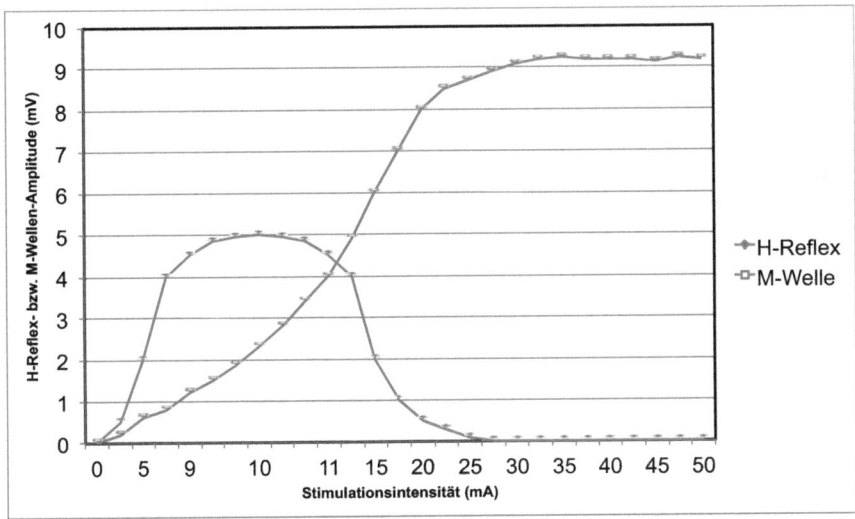

Abb. 3. H/M-Rekrutierungskurve, beispielhaft mit charakteristischem Verlauf von H-Reflex- und M-Wellen-Amplituden in Abhängigkeit der Stimulationsintensität.

2.5 Elektromyographie (EMG) -Ableitung / -Aufnahme

Das EMG-Signal der Muskeln m. soleus (SOL) und m. tibialis anterior (TA) des rechten Beins wurde zur online-Überwachung und späteren Datenanalyse aufgenommen. Nach Präparation (siehe *2.3 Vorbereitung und Ablauf der Messung*) wurden je Muskel zwei bipolare Oberflächenelektroden (Blue Sensor P; Ambu®, Bad Nauheim, Deutschland) längs zum Muskelverlauf im Abstand von 2 cm im Bereich des Muskelbauchs befestigt. Eine gemeinsame Referenzelektrode wurde distal der Ableitstellen auf eine zuvor ebenfalls präparierte Stelle der Tibia fixiert. Der Ablauf der Präparation und Positionierung orientierte sich an den SENIAM-Richtlinien (u.a. Hermens, Freriks, Disselhorst-Klug, & Rau, 2000) für die Ableitung von Oberflächenelektromyographie.

10

Das EMG-Signal wurde verstärkt (SOL x 200; TA x 1000), gefiltert (Bandpassfilter 10 - 1000 Hz) und mit 2000 Hz durch die Laborcomputer aufgenommen. Das EMG-Signal wurde durch die Experimentatoren kontinuierlich hinsichtlich Rauschen, Cross-Talk und weiterer Artefakte überprüft. Anhand des Hintergrund-EMGs wurde ebenfalls kontrolliert, dass keine willkürliche Muskelaktivität durch die Probanden erfolgte, was Einfluss auf die Messergebnisse haben könnte.

2.6 Periphere Nervenstimulation (PNS) / H-Reflexe

Für die Periphere Nervenstimulation wurden zwei Stimulationselektroden verwendet und jeweils eine unterhalb des Knies auf der Patellasehne (Anode) und eine in der Kniekehle (Kathode) fixiert. Die exakte Position der Kathode zur Erregung des H-Reflexes im m. soleus wurde zuvor ermittelt (siehe *2.4 H/M-Rekrutierungskurve*). Als Anode wurde eine Graphit-Gummielektrode (4,8 x 4,8 cm) verwendet, welche mit Elektrodengel (electrode gel GE Healthcare, GE Medical Systems IT®, Freiburg, Deutschland) versehen und durch medizinisches Klebeband (Leukoplast®, BSN medical, Hamburg, Deutschland) fixiert wurde. Die Stimulation des n. tibialis wurde mittels eines elektrischen Stimulators (spezialangefertigter Konstantstromstimulator mit einer Outputrange von 10-100 mA) appliziert. Die Reizbreite für die Stimulation wurde individuell an die physiologischen Gegebenheiten der Probanden (u.a. Erregbarkeit des H-Reflexes) angepasst und betrug 200 bzw. 500 Mikrosekunden. Die Stimulationsfrequenz war für alle Probanden gleich und betrug während allen Phasen des Experiments 0,2 Hz (alle 5s).

2.7 Transkranielle Magnetstimulation / MEP

Für die Transkranielle Magnetstimulation wurde ein magnetischer Stimulator (Magstim 200², Magstim® Company Ltd., Whitland, UK) und eine achtförmige Stimulationsspule (SP16097 90mm Coil, Magstim® Company Ltd., Whitland, UK) verwendet. Die Spule wurde über der kontralateralen Hemisphäre (linkshemisphärisch) im Bereich der primär-motorischen Rinde (M1) des

Motocortex im 45° Winkel (Griff dorsolateral) positioniert. Die Stelle der größten motorischen Antwort im m. soleus (Soleus-Hotspot) in Form eines motorisch evozierten Potentials (MEP) wurde bei gleichbleibender Intensität ermittelt und anschließend auf der Kopfhaut des Probanden markiert. Die Position zur Erregung des m. soleus befindet sich ca. 1 - 2 cm lateral des Vertex, wobei die exakte Lage interindividuell variiert. Die Fixierung der Spule und die Markierung der Position gewährleisteten gleichbleibende Stimulationsbedingungen, welche während des Experiments kontinuierlich durch den Experimentator überprüft wurden. Die Schwellenintensität in Ruhe (resting motor threshhold, RMT) wurde ermittelt, indem die Stimulationsintensität schrittweise erhöht wurde, bis mindestens drei von fünf Stimulationen ein MEP von mindestens 50 Mikrovolt aufwiesen. Diese Vorgehensweise wurde bereits bei anderen neurophysiologischen Messungen (Kumpulainen, Mrachacz-Kersting, Peltonen, Voigt, & Avela, 2012; Lauber et al., 2013; Leukel et al., 2012; Taube et al., 2014) angewandt. Die ermittelte Schwellenintensität in Ruhe, sowie die verwendete Stimulationsintensität wurden in Prozent des maximalen Stimulatoroutputs angegeben. Die Reizbreite der Stimulation betrug 200 Mikrosekunden. Die Stimulationsfrequenz betrug sowohl während der Suche nach der optimalen Stimulationsstelle (Soleus-Hotspot), als auch während der Intervention (PAS) 0,2 Hz (alle 5s).

2.8 H-Reflex Konditionierung

Ausgangspunkt der H-Reflex Konditionierung war die bereits beschriebene Erstellung der H/M-Rekrutierungskurve (siehe 2.4 H/M-Rekrutierungskurve). Die Auswertung der peak-to-peak-Amplituden lieferte die Werte für M_{max} bzw. H_{max}.

Die Intensität der PNS zur Erregung des H-Reflexes wurde so gewählt, dass die Größe des H-Reflexes im Bereich von 15-25% der maximalen motorischen Antwort (M_{max}) liegt. Mit dieser Stimulationsintensität wird erreicht, dass ein H-Reflex mittlerer Größe hervorgerufen wird, der sich im Hinblick auf die H-

12

Reflex-Rekrutierungskurve im aufsteigenden Bereich der Rekrutierungskurve befindet. Hierdurch wird sichergestellt, dass eine potentielle Modulation des H-Reflexes in beide Richtungen möglich ist. Somit können sowohl erregende Einflüsse und damit eine Vergrößerung des H-Reflexes, als auch hemmende Einflüsse und damit eine Verringerung des H-Reflexes detektiert werden. Dieses Vorgehen basiert auf Untersuchungen zum Verhalten des H-Reflexes durch Erregung und Hemmung bei unterschiedlichen Stimulationsintensitäten (Crone, Hultborn, & Mazieres, 1990). Der bei dieser Messung verwendete Intensitätsbereich (15-25% M_{max}-Kriterium) wurde bereits bei etlichen neurophysiologischen Untersuchungen verwendet (u.a. Leukel et al., 2012; Nielsen & Petersen, 1993; Taube et al., 2014). Die Stimulationsintensität wurde auf diese Weise für den Prätest ermittelt und für den Posttest kontinuierlich angepasst, sodass der unkonditionierte Kontroll H-Reflex ebenfalls dem 15-25% M_{max}-Kriterium entsprach. Die Größe des Kontroll H-Reflex wurde demnach konstant gehalten. Dies ist relevant, da die Größe des Kontroll H-Reflexes die Sensitivität gegenüber einem konditionierenden Stimulus beeinflusst (Crone et al., 1990).

Für die Konditionierung der H-Reflexe wurde die PNS mit einer kortikalen Stimulation durch TMS gepaart. Ausgehend von der individuellen Schwellenintensität (siehe *2.3 Vorbereitung und Ablauf der Messung*), welche als 1,0 RMT definiert wurde, wurde die individuelle Stimulationsintensität als 1,2 x RMT berechnet (+20%). Die verwendeten Stimulationsintensitäten betrugen je nach individueller Schwelle zwischen 50% und 80% des maximalen Stimulatoroutputs. Durch eine Stimulationsintensität von 1,2 RMT wurde sichergestellt, dass nahezu jede Stimulation ein erfassbares MEP hervorruft.

Die Paarung der beiden Stimulationen (PNS und TMS) erfolgte mit unterschiedlichen Inter-Stimulus-Intervallen (ISIs) (-5, -4, -3, -2, -1, 0, 1, 4, 8, 12, 16, 20, 24, 28 ms). Negative Werte der ISIs beschreiben Paarungen, bei denen die periphere Stimulation vor der kortikalen erfolgte. Bei positiven

Werten der ISIs hingegen erfolgte zunächst die kortikale Stimulation (TMS) und nach angegebenem Zeitintervall die periphere Stimulation (PNS). Die Stimulationen mit den verschiedenen ISIs wurden randomisiert appliziert, wobei jedes ISI 10mal aufgezeichnet wurde. Zusätzlich wurden 10 unkonditionierte Kontroll H-Reflexe (lediglich PNS) und 10 Kontroll MEPs (lediglich TMS), ebenfalls in randomisierter Reihenfolge, erhoben. Insgesamt wurden somit im Rahmen der H-Reflex-Konditionierung in Prä- und Posttest jeweils 150 periphere und 150 kortikale Stimulationen appliziert. Der Verlauf der gemittelten konditionierten H-Reflexe ist in *Abbildung 4* dargestellt.

2.9 Paired Associative Stimulation (PAS)

Der Ablauf der PAS orientierte sich an Arbeiten von Stefan et al. (2002, 2000). Die Stimulationsintensitäten von PNS und TMS entsprachen den Stimulationsintensitäten zur Konditionierung der H-Reflexe: 15-25% M_{max}-Kriterium für PNS und 1,2 x RMT für TMS. Die Stimulationsfrequenz betrug sowohl für PNS, als auch für TMS 0,2 Hz. Insgesamt wurden 200 gepaarte Stimulationen im Rahmen der PAS appliziert. Das Zeitintervall zwischen peripherer und kortikaler Stimulation betrug 45 ms, was sich von den Originalarbeiten zur PAS von Stefan et al. (2000) unterscheidet, da in der durchgeführten Untersuchung der m. soleus stimuliert wurde und hierfür längere Latenzzeiten berücksichtigt werden müssen. Das verwendete Intervall von 45 ms entspricht den Ergebnissen von Untersuchungen zum optimalen ISI bei PAS in Abhängigkeit zum adressierten Muskel (Kumpulainen et al., 2012). Durch dieses Zeitintervall sollte sichergestellt werden, dass der periphere und der kortikale Reiz auf kortikaler Ebene (im Bereich von M1) zusammentreffen. Einen schematischen Überblick der PAS zeigt *Abbildung 2*.

3. Datenanalyse und Statistik

Für jegliche Signifikanzaussagen wurde ein alpha-Niveau von 5% angelegt (p < 0,05). Ergebnisse werden, sofern nicht anders beschrieben, als Mittelwert ± Standardabweichung angegeben. In Grafiken werden Standardabweichungen durch Fehlerbalken markiert und Signifikanzen durch einen Stern (★) verdeutlicht. Die statistische Auswertung erfolgte mittels der Statistiksoftware SPSS (SPSS® 22.0, Chicago, IL, USA).

Alle Werte der konditionierten und unkonditionierten H-Reflexe, der M-Wellen, sowie der MEPs wurden aus den peak-to-peak-Amplituden des EMG-Signals ermittelt. Die Berechnung von M_{max} und H_{max} basierte auf den EMG-Aufnahmen der Rekrutierungskurven. Zusätzlich wurde die gemittelte H/M-Ratio für Prä- und Posttest erhoben.

Die gewonnenen Daten wurden zunächst durch einen Levene-Test auf Varianzgleichheit geprüft, was Voraussetzung für die korrekte Anwendung der verwendeten statistischen Tests ist. Der Levene-Test zeigt, dass die Daten jeglicher Vergleiche Varianzgleichheit aufweisen (p > 0,05).

3.1 Motorisch Evozierte Potentiale (MEPs) und Kontroll H-Reflexe

Der Vergleich der Kontroll MEPs, sowie der Kontroll H-Reflexe für Prä- und Posttest basierte auf den Werten von jeweils 10 Stimulationen pro Zeitpunkt und Proband und erfolgte mittels gepaarter, zweiseitiger T-Tests unter Berücksichtigung von Varianzgleichheit. Die Überprüfung der Kontroll H-Reflexe stellt eine wichtige Voraussetzung für die anschließende Beurteilung der Ergebnisse dar, da ein konstanter Kontroll H-Reflex eine notwendige Voraussetzung ist, um potentielle Veränderungen der erhobenen kortikospinalen Korrelate auf kortikospinale Plastizität rückführen zu können. Die Analyse der MEPs ermöglicht den Vergleich der gewonnenen Daten bzgl. potentieller Effekte der Intervention (PAS) mit denen vorheriger Untersuchungen zur PAS (Meunier et al., 2007; Stefan et al., 2002, 2000; Wolters et al., 2003).

15

3.2 M_{max}, H_{max}, H/M-Ratio

Die über alle Probanden gemittelten Werte von M_{max}, H_{max} und H/M-Ratio aus Prä- und Posttest wurden mittels gepaarter, zweiseitiger T-Tests unter Berücksichtigung von Varianzgleichheit auf mögliche Differenz getestet. Die Analyse von M_{max}, H_{max} und H/M-Ratio gibt Auskunft über die spinale Erregbarkeit und hilft, Veränderungen der spinalen Erregbarkeit zu detektieren.

3.3 Konditionierte H-Reflexe

Für jedes ISI wurden die Werte der konditionierten H-Reflexe (10 Werte je ISI und Proband) gemittelt. Die ISI-Mittelwerte der konditionierten H-Reflexe (HCond) wurden intra-individuell auf die Werte der unkonditionierten Kontroll H-Reflexe (HControl) bezogen (HCond / HControl), um etwaige Veränderungen und damit mögliche kortikospinale Plastizität darstellen zu können. Für die Aufzeichnung konditionierter H-Reflexe ist ein charakteristischer Verlauf beschrieben (Nielsen & Petersen, 1993). So ist bspw. ein früher Anstieg (ISI -5 bis -2 ms) der H-Reflexe zu erkennen, welcher ca. 1-2 ms später von einem leichten Abfall gefolgt wird. Im weiteren Verlauf (späte ISIs) zeigt sich erneut ein charakteristischer Anstieg der Kurve mit einer Erhöhung der H-Reflexe über eine längere ISI-Spanne (bis ca. ISI 30 ms). Der über alle Probanden gemittelte Verlauf der konditionierten H-Reflexe ist in *Abbildung 4* dargestellt und entspricht weitgehend dem beschriebenen charakteristischen Verlauf.

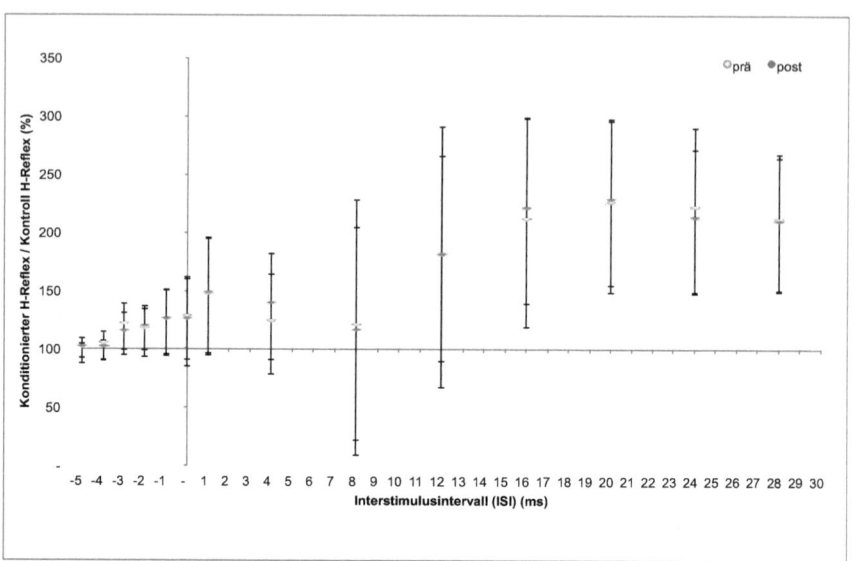

Abb. 4. Verlauf konditionierter H-Reflexe in Abhängigkeit des gewählten ISI. Dargestellt sind die über alle Probanden gemittelten Werte aller 14 verwendeten ISIs. Die Größe des H-Reflexes wird in Prozent des Kontroll H-Reflexes angegeben. Fehlerbalken zeigen die Standardabweichung.

Da der Verlauf der konditionierten H-Reflexe leicht interindividuell variiert, ist es notwendig, die ISI-Kurven interindividuell zu synchronisieren, um potentielle Veränderungen durch die Intervention vergleichen und analysieren zu können. Hierfür wurde die sogenannte *early fascilitation*, welche einen ersten Anstieg der H-Reflexe durch die Konditionierung darstellt, bestimmt (Leukel et al., 2012; Taube, Lundbye-Jensen, Schubert, Gollhofer, & Leukel, 2011). Die individuellen Mittelwerte der H-Reflexe wurden für jedes ISI mit dem individuellen Kontroll H-Reflex mittels Wilcoxon-Test verglichen. Der erste signifikante Anstieg kennzeichnete das ISI der early fascilitation.

Zur Analyse möglicher Veränderungen der konditionierten H-Reflexe durch die PAS-Intervention wurden die Werte des Prätests und die Werte des Posttests mittels gepaarter, zweiseitiger T-Tests unter Berücksichtigung von Varianzgleichheit auf mögliche Differenz getestet. Auf der hierbei gefundenen signifikanten Modulation für das ISI der early fascilitation (siehe *4.3*

Konditionierte H-Reflexe) basierte der anschließende Vergleich der Differenzwerte (post – prä) der early fascilitation mit den gemittelten Differenzwerten aller weiterer ISIs. Hierdurch wurde überprüft, ob sich die Veränderung des H-Reflexes für das ISI der early fascilitation signifikant von der gemittelten Veränderung der übrigen ISIs unterscheidet.

4. Ergebnisse

4.1 Motorisch Evozierte Potentiale (MEPs) und Kontroll H-Reflexe

Der prä-post-Vergleich der Kontroll MEPs zeigt einen signifikanten Unterschied (p = 0,047), der sich in einer Steigerung der MEPs in der post-Messung äußert (prä: 0,153 ± 0,094 mV; post: 0,191 ± 0,127 mV). *Abbildung 5* veranschaulicht diesen Unterschied.

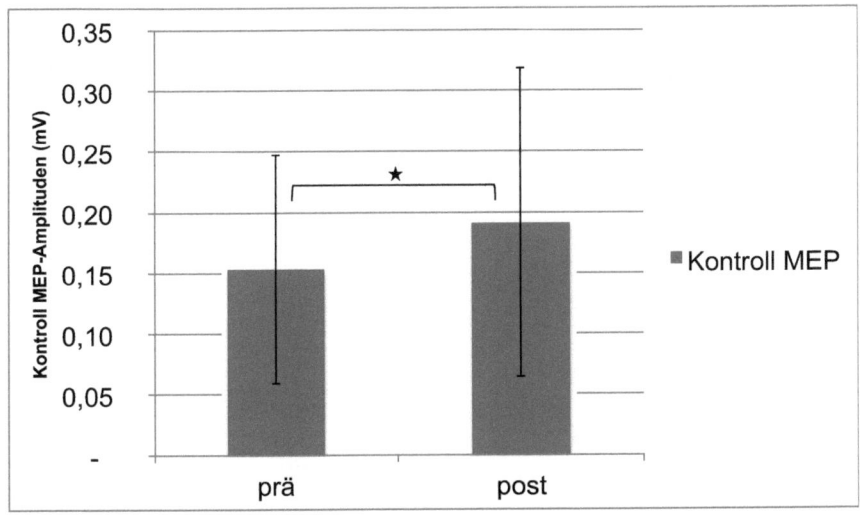

Abb. 5. Größe der Kontroll MEPs im prä-post-Vergleich in mV. Der prä-post-Vergleich zeigt einen signifikant größeren Wert des Kontroll MEP im Posttest. Fehlerbalken zeigen die Standardabweichung.

Die Kontroll H-Reflexe zeigen keinen signifikanten Unterschied im prä-post-Vergleich (p = 0,06) (prä: 1,81 ± 0,49 mV; post: 1,92 ± 0,49 mV). Diese Konstanz des Kontroll H-Reflexes ist beabsichtigt (siehe *2.8 H-Reflex Konditionierung*) und eine wichtige Voraussetzung für die anschließende Interpretation der weiteren Ergebnisse.

4.2 M_{max}, H_{max}, H/M-Ratio

Die Werte für M_{max} und H_{max} im prä-post-Vergleich sind in *Abbildung 6* dargestellt und zeigen keinen signifikanten Unterschied (M_{max} prä: 8,56 ± 2,14 mV; post: 8,82 ± 2,85 mV; p = 0,66) (H_{max} prä: 4,95 ± 1,89 mV; post: 4,84 ± 1,33 mV; p = 0,83). Die gemittelte H/M-Ratio betrug im Prätest 0,59 ± 0,19 und im Posttest 0,56 ± 0,11, was ebenfalls keinen signifikanten Unterschied darstellt (p = 0,53). Der Vergleich der H/M-Ratio in Prä- und Posttest ist in *Abbildung 7* veranschaulicht.

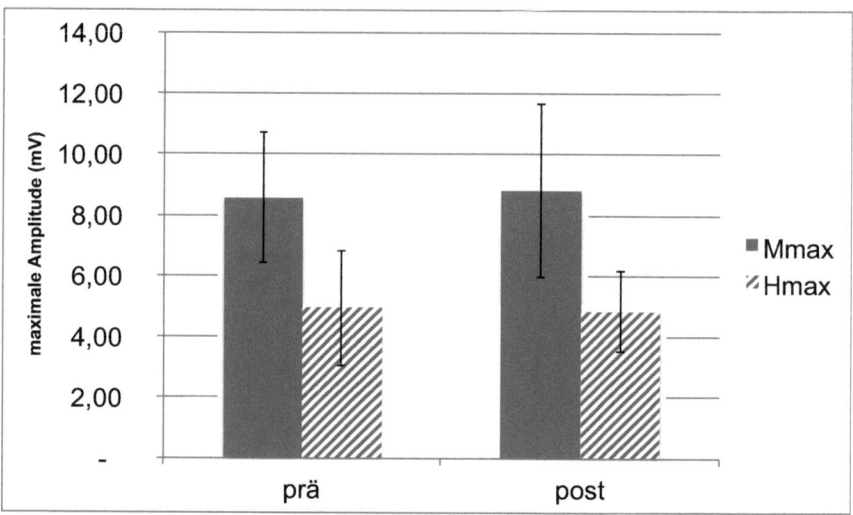

Abb. 6. Maximale Amplitude der M-Welle bzw. des H-Reflexes in Prä- und Posttest in mV. Der Vergleich von Prä- und Posttest zeigt keine signifikanten Unterschiede. Fehlerbalken zeigen die Standardabweichung.

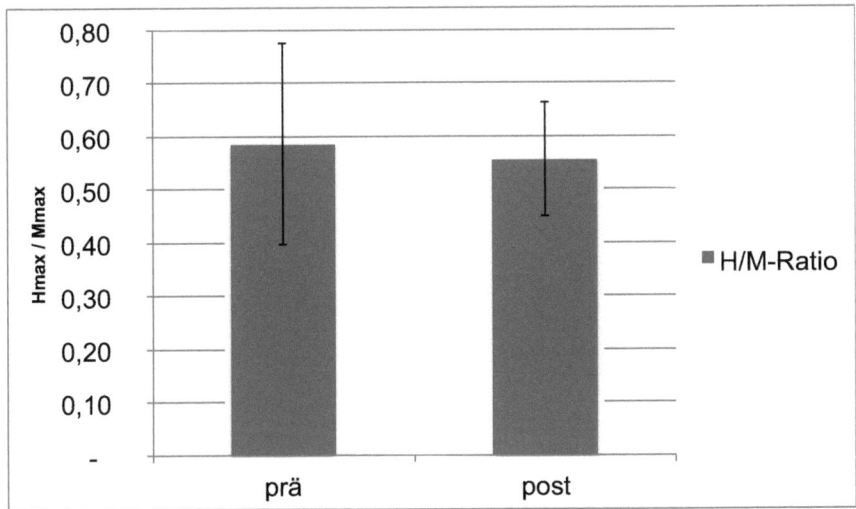

Abb. 7. Verhältnis von H_{max} und M_{max} (H/M-Ratio) in Prä- und Posttest. Der Vergleich von Prä- und Posttest zeigt keinen signifikanten Unterschied. Fehlerbalken zeigen die Standardabweichung.

4.3 Konditionierte H-Reflexe

Zur Analyse der konditionierten H-Reflexe wurden die ISI-Kurven, wie bereits beschrieben, anhand des Zeitpunkts der individuellen early fascilitation interindividuell synchronisiert und gemittelt. Das Zeitintervall der early fascilitation betrug im Gruppenmittel -3,5 ± 0,527 ms (5 x ISI -3 ms; 5 x ISI -4 ms). Ähnliche Werte wurden bereits in anderen Untersuchungen beschrieben (Leukel et al., 2012; Nielsen & Petersen, 1993, 1995a, 1995b; Taube et al., 2011).

Die Amplitudenwerte der konditionierten H-Reflexe zeigen im prä-post-Vergleich lediglich für das ISI der individuellen early fascilitation einen signifikanten Unterschied (p = 0,017). Die konditionierten H-Reflexe waren bei diesem ISI in der post-Messung signifikant geringer als in der prä-Messung. Die gemittelten prä- und post-Werte der early fascilitation samt Standardabweichung sind in *Abbildung 8* dargestellt.

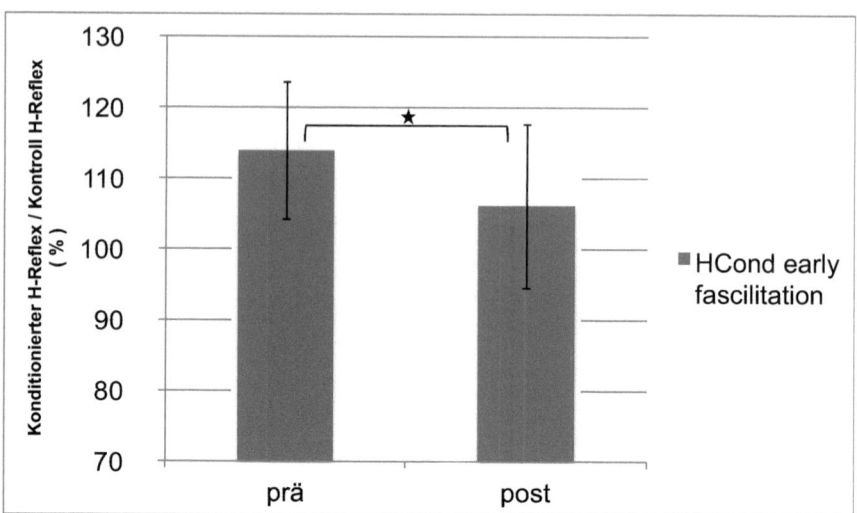

Abb. 8. Konditionierte H-Reflexe (in % des Kontroll H-Reflexes) zum Zeitpunkt der early fascilitation in Prä- und Posttest. Der Posttest zeigt eine signifikant geringere Reflexgröße. Fehlerbalken zeigen die Standardabweichung.

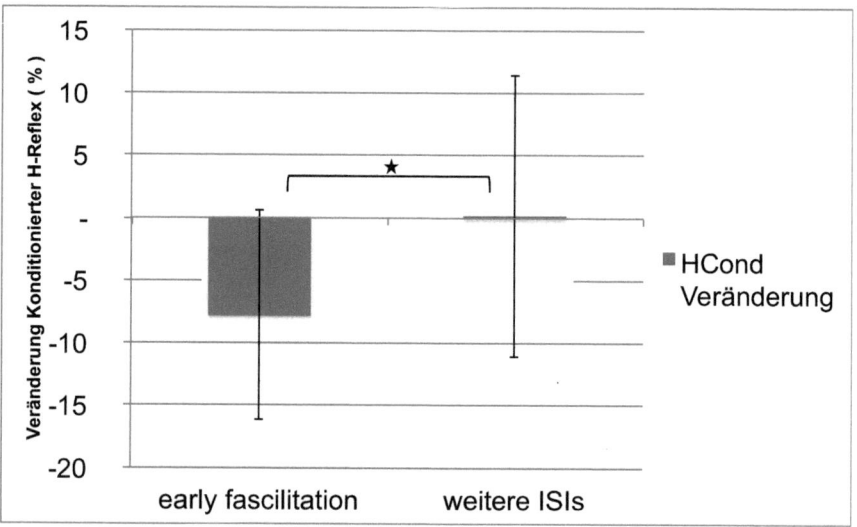

Abb. 9. Prozentuale Veränderung der konditionierten H-Reflexe der early fascilitation und der gemittelten übrigen ISIs im Vergleich. Das ISI der early fascilitation zeigt eine signifikant größere Modulation als die gemittelten weiteren ISIs. Fehlerbalken zeigen die Standardabweichung.

Der Vergleich der Differenzwerte (post – prä) der early fascilitation mit den gemittelten Differenzwerten aller weiteren ISIs zeigt einen signifikanten Unterschied (p = 0,023) zwischen der Veränderug der konditionierten H-Reflexe für das ISI der early fascilitation und der gemittelten Veränderung aller weiterer ISIs. Die Modulation der konditionierten H-Reflexe der early fascilitation durch die PAS zeigt sich in Form einer Reduktion der H-Reflex-Amplituden um 7,8%, was nahezu unveränderten Werten der weiteren ISIs (Steigerung um 0,2%) gegenübersteht. *Abbildung 9* veranschaulicht diesen Zusammenhang.

5. Diskussion

Veränderungen im motorischen System durch PAS-induzierte Plastizität wurde bereits in diversen Untersuchungen beschrieben und die in dieser Untersuchung gezeigte Steigerung der Kontroll MEPs deckt sich mit den Ergebnissen ähnlicher Untersuchungen zur PAS (u.a. Meunier et al., 2007; Stefan et al., 2002, 2000; Wolters et al., 2003). Dieser Effekt legt nahe, dass die PAS-Intervention korrekt durchgeführt wurde, was eine zentrale Voraussetzung für die Interpretation der gefundenen Veränderungen der konditionierten H-Reflexe ist. Da die Erfassung kortikospinaler Erregbarkeit anhand von MEPs als Summenpotential sowohl kortikale als auch subkortikale und spinale Prozesse beinhaltet (Rossini et al., 1994), sind die im Folgenden berichteten Ergebnisse im Hinblick auf die konditionierten H-Reflexe besonders interessant, um differenziertere Aussagen zum PAS-Mechanismus treffen zu können.

Die Analyse der spinalen Größen M_{max} und H_{max} sowie deren Verhältnis zueinander (H/M-Ratio) zeigt, dass durch die PAS-Intervention keine signifikanten Veränderungen dieser Parameter eingetreten sind, was nahe legt, dass sich der Mechanismus der PAS nicht auf rein spinaler Ebene lokalisieren lässt. Eine Modulation der Erregbarkeit spinaler Reflexbögen kann demnach nicht für die gefundenen PAS-Effekte verantwortlich sein. Dies entspricht weitestgehend dem aktuellen Forschungsstand, da lediglich vereinzelte Untersuchungen eine Veränderung spinaler Korrelate - wie dem H-Reflex - berichten (Lamy et al., 2010; Meunier et al., 2007). Die Lokalisierung des PAS-Mechanismus beschränkt sich demnach auf Strukturen zwischen dem kortikalen Ursprung der Stimulation (M1) und dem alpha-Motoneuron auf Rückenmarksebene.

Die dargestellte Veränderung konditionierter H-Reflexe durch die PAS-Intervention zeigt sich in Form einer Modulation spezifisch monosynaptisch-verschalteter und somit besonders schneller kortikospinaler Bahnen. Für andere ISIs der Konditionierung, welche oligo- bzw. polysynaptische Verschaltungswege repräsentieren, konnte keine signifikante Modulation gezeigt werden. Diese Form der bahnenspezifischen Modulation konnte von Leukel et al. (2012) bereits im Zusammenhang mit spinaler PAS gezeigt werden. Im Gegensatz zu dieser Untersuchung der spinalen PAS (mit einem ISI von -1 ms) lag durch das bei vorliegender Untersuchung verwendete ISI von 45 ms Plastizität des gesamten kortikospinalen Systems im Fokus, welche sich in einer Reduktion der konditionierten H-Reflexe der schnellsten kortikospinalen Bahnen äußerte. Diese bahnenspezifische Reduktion des konditionierten H-Reflexes ergänzt die bisher wiederholt beschriebenen Effekte der PAS als eine Steigerung der Erregbarkeit des motorischen Systems in Form eines erhöhten MEPs (Leukel et al., 2012; Meunier et al., 2007; Stefan et al., 2002, 2000; Wolters et al., 2003). Der Mechanismus des reduzierenden Effekts der PAS auf die konditionierten H-Reflexe kann durch die vorliegenden Daten nicht geklärt werden. Die Relevanz, kortikospinale Plastizität durch Messmethoden wie die Erhebung konditionierter H-Reflexe differenzierter zu erfassen und darzustellen, wird durch diese Untersuchung jedoch verdeutlicht.

Ein möglicher Erklärungsansatz der gefundenen Reduktion der konditionierten H-Reflexe monosynaptisch-verschalteter Bahnen könnte eine Aktivierung inhibitorischer Interneurone bzw. Schaltkreise auf kortikaler Ebene sein, welche ihren hemmenden Einfluss lediglich auf die schnellsten, absteigenden kortikospinalen Bahnen projizieren, wobei komplexere Verschaltungswege von diesem hemmenden Effekt nicht darstellbar beeinflusst werden. Hemmende Einflüsse afferenter Stimuli auf die kortikospinale Erregbarkeit konnten bspw. im Rahmen von Untersuchungen zur *short-latency afferent inhibition* (SAI) gezeigt werden (Bertolasi, Priori, Tinazzi, Bertasi, & Rothwell, 1998; Tokimura et al., 2000). Durch die zusätzliche Verwendung von TES konnte zudem der Einfluss von intrakortikalen inhibitorischen Interneuronen bzgl. der hemmenden Effekte verdeutlicht werden. Die Erregung kortikospinaler Neurone durch TES erfolgt nicht transsynaptisch und umgeht somit den inhibitorischen Einfluss der Interneurone. Der hemmende Effekt des afferenten Stimulus kann durch die TES somit nicht mehr nachgewiesen werden. Ähnliche hemmende Mechanismen könnten zur Erklärung der bei vorliegender Untersuchung gefundenen Effekte auf die konditionierten H-Reflexe ebenfalls beitragen.

Als weiterer Erklärungsansatz könnten hemmende Einflüsse von niederfrequenten TMS-Stimulationen dienen, welche bereits wiederholt beschrieben wurden (Chen et al., 1997; Di Lazzaro et al., 2011; Ding, Shou, Yuan, Urbano, & Cha, 2014). Wie diese Untersuchungen zu niederfrequent-wiederholten TMS-Stimulationen (repetitive TMS; rTMS) zeigten, können hierdurch hemmende Einflüsse auf die kortikale Erregbarkeit induziert werden. Wird die PAS-Intervention bei diesem Erklärungsmodell nun konkret als Kombination eines peripheren afferenten und eines kortikalen Stimulus betrachtet, könnten die gefundenen hemmenden Effekte auf die konditionierten H-Reflexe der early fascilitation durch den rTMS-Bestandteil der PAS erklärt werden. Der afferente Stimulus zeigt demnach seinen (für MEPs beschriebenen) fascilitierenden Einfluss im Bezug auf die monosynaptisch-verschalteten kortikospinalen Bahnen nicht bzw. wird durch die hemmenden Einflüsse des rTMS-Bestandteils der PAS überlagert.

6. Fazit und Ausblick

Die berichteten Veränderungen der auf Rückenmarksebene monosynaptisch verschalteten kortikospinalen Bahnen durch die Intervention der PAS ergänzen das bisher beschriebene Bild des PAS-Mechanismus. Der in weiteren Arbeiten (Kujirai, Kujirai, Sinkjaer, & Rothwell, 2006; Stefan et al., 2002, 2000; Wolters et al., 2003) diskutierte mögliche kortikale bzw. supraspinale Ursprung der PAS-Effekte wird durch die vorliegenden Ergebnisse gestärkt. Die gewonnenen Daten ermöglichen eine Eingrenzung des PAS-Mechanismus, dennoch ist es notwendig, durch weitere Untersuchungen ein differenzierteres Bild der zugrundeliegenden Vorgänge zu bekommen. Hierbei könnte es von Vorteil sein, den vermuteten kortikalen Ursprung durch andere Stimulations- und Messmethoden zu bestätigen und die PAS-Ursprünge weiter zu konkretisieren. Mögliche Methoden hierzu könnten weitere nichtinvasive Stimulationsmethoden wie cervicomedullare Stimulation (cMEP), spinale oder periphere Stimulationsmethoden (bspw. F-Wave-Ableitung) oder auch invasive Ableitmethoden wie *single-unit-* oder *multi-unit-recording* (im Tiermodell) sein. Bildgebende Verfahren wie fMRI sind hierfür ungeeignet, da sie zwar eine hohe topographische Auflösung besitzen, die temporale Auflösung jedoch deutlich zu gering ist, um relevante Mechanismen der PAS zu detektieren. Eine weitere Möglichkeit bieten pharmakologische Studien, welche durch Rückschlüsse auf die beteiligten Transmittersysteme weiter zur Aufklärung des PAS-Mechanismus beitragen könnten. So kamen bspw. Stefan et al. (2002) durch Untersuchungen mit Dextromethorphan zu dem Schluss, dass die Aktivierung von NMDA-Rezeptoren eine notwendige Voraussetzung für PAS-induzierte Plastizität ist.

Die vorliegende Untersuchung konkretisiert somit das Bild des PAS-Mechanismus durch die gezeigte Bahnenspezifität der PAS-Effekte und stärkt die Annahme eines supraspinalen Ursprungs der PAS. Den Mechanismus der PAS zu klären, kann helfen weitere Möglichkeiten des Induzierens neuronaler Plastizität zu entwickeln. Da neuronale Plastizität im Hinblick auf die

Rehabilitation von Pathologien und Läsionen des neuromotorischen Systems - wie Hirnverletzungen oder Rückenmarksschädigungen - eine zentrale Rolle spielt, können weitere Erkenntnisse über die zugrunde liegenden kortikospinalen Mechanismen eine hohe klinische Relevanz besitzen.

7. Literatur

Bertolasi, L., Priori, a, Tinazzi, M., Bertasi, V., & Rothwell, J. C. (1998). Inhibitory action of forearm flexor muscle afferents on corticospinal outputs to antagonist muscles in humans. *The Journal of Physiology, 511 (Pt 3)*, 947–56.

Bi, G. Q., & Poo, M. M. (1998). Synaptic modifications in cultured hippocampal neurons: dependence on spike timing, synaptic strength, and postsynaptic cell type. *The Journal of Neuroscience : The Official Journal of the Society for Neuroscience, 18*(24), 10464–72.

Bliss, T., & Lømo, T. (1973). Long-lasting potentiation of synaptic transmission in the dentate area of the anaesthetized rabbit following stimulation of the perforant path. *The Journal of Physiology*, 331–356.

Brasil-Neto, J. P., Valls-Solé, J., Pascual-Leone, a, Cammarota, a, Amassian, V. E., Cracco, R., ... Cohen, L. G. (1993). Rapid modulation of human cortical motor outputs following ischaemic nerve block. *Brain : A Journal of Neurology, 116 (Pt 3*, 511–25.

Bütefisch, C. M., Davis, B. C., Wise, S. P., Sawaki, L., Kopylev, L., Classen, J., & Cohen, L. G. (2000). Mechanisms of use-dependent plasticity in the human motor cortex. *Proceedings of the National Academy of Sciences of the United States of America, 97*(7), 3661–5. doi:10.1073/pnas.050350297

Chen, R., Classen, J., Gerloff, C., Celnik, P., Wassermann, E. M., Hallett, M., & Cohen, L. G. (1997). Depression of motor cortex excitability by low-frequency transcranial magnetic stimulation. *Neurology, 48*(5), 1398–403.

Classen, J., Liepert, J., Wise, S. P., Hallett, M., & Cohen, L. G. (1998). Rapid Plasticity of Human Cortical Movement Representation Induced by Practice. *Journal of Neurophysiology, 79*, 1117–1123.

Cohen, L. G., Bandinelli, S., Findley, T. W., & Hallett, M. (1991). Motor Reorganization After Upper Limb Amputation in Man. *Brain, 114*(1), 615–627. doi:10.1093/brain/114.1.615

Crone, C., Hultborn, H., & Mazieres, L. (1990). Sensitivity of monosynaptic test reflexes to facilitation and inhibition as a function of the test reflex size: a study in man and the cat. *Experimental Brain ..., 81*(1), 35–45.

Di Lazzaro, V., Dileone, M., Pilato, F., Capone, F., Musumeci, G., Ranieri, F., ... Profice, P. (2011). Modulation of motor cortex neuronal networks by rTMS: comparison of local and remote effects of six different protocols of stimulation. *Journal of Neurophysiology, 105*(5), 2150–6. doi:10.1152/jn.00781.2010

Ding, L., Shou, G., Yuan, H., Urbano, D., & Cha, Y.-H. (2014). Lasting Modulation Effects of rTMS on Neural Activity and Connectivity as Revealed by Resting-State EEG. *IEEE Transactions on Bio-Medical Engineering, 61*(7), 2070–80. doi:10.1109/TBME.2014.2313575

Douglas, R., & Goddard, G. (1975). Long-term potentiation of the perforant path-granule cell synapse in the rat hippocampus. *Brain Research, 86*, 205–215.

Hebb, D. (1949). *The Organization of Behavior. A Neuropsychological Theory.* New York, NY: Psychology Press.

Hermens, H. J., Freriks, B., Disselhorst-Klug, C., & Rau, G. (2000). Development of recommendations for SEMG sensors and sensor placement procedures. *Journal of Electromyography and Kinesiology : Official Journal of the International Society of Electrophysiological Kinesiology, 10*(5), 361–74.

Kujirai, K., Kujirai, T., Sinkjaer, T., & Rothwell, J. C. (2006). Associative plasticity in human motor cortex during voluntary muscle contraction. *Journal of Neurophysiology, 96*(3), 1337–46. doi:10.1152/jn.01140.2005

Kumpulainen, S., Mrachacz-Kersting, N., Peltonen, J., Voigt, M., & Avela, J. (2012). The optimal interstimulus interval and repeatability of paired associative stimulation when the soleus muscle is targeted. *Experimental Brain Research, 221*(3), 241–9. doi:10.1007/s00221-012-3165-x

Lamy, J.-C., Russmann, H., Shamim, E. a, Meunier, S., & Hallett, M. (2010). Paired associative stimulation induces change in presynaptic inhibition of Ia terminals in wrist flexors in humans. *Journal of Neurophysiology, 104*(2), 755–64. doi:10.1152/jn.00761.2009

Lauber, B., Lundbye-Jensen, J., Keller, M., Gollhofer, A., Taube, W., & Leukel, C. (2013). Cross-limb interference during motor learning. *PloS One, 8*(12), e81038. doi:10.1371/journal.pone.0081038

Leukel, C., Taube, W., Beck, S., & Schubert, M. (2012). Pathway-specific plasticity in the human spinal cord. *The European Journal of Neuroscience, 35*(10), 1622–9. doi:10.1111/j.1460-9568.2012.08067.x

Levy, W., & Steward, O. (1983). Temporal contiguity requirements for long-term associative potentiation/depression in the hippocampus. *Neuroscience, 8*(4).

Markram, H., Gerstner, W., & Sjöström, P. J. (2011). A history of spike-timing-dependent plasticity. *Frontiers in Synaptic Neuroscience, 3*(August), 4. doi:10.3389/fnsyn.2011.00004

Markram, H., Lübke, J., Frotscher, M., & Sakmann, B. (1997). Regulation of synaptic efficacy by coincidence of postsynaptic APs and EPSPs. *Science (New York, N.Y.), 275*(5297), 213–5.

McNaughton, B., Douglas, R., & Goddard, G. (1978). Synaptic enhancement in fascia dentata: Cooperativity among coactive afferents. *Brain Research, 157*, 277–293.

Meunier, S., Russmann, H., Simonetta-Moreau, M., & Hallett, M. (2007). Changes in spinal excitability after PAS. *Journal of Neurophysiology, 97*(4), 3131–5. doi:10.1152/jn.01086.2006

Morgante, F., Espay, A. J., Gunraj, C., Lang, A. E., & Chen, R. (2006). Motor cortex plasticity in Parkinson's disease and levodopa-induced dyskinesias. *Brain : A Journal of Neurology, 129*(Pt 4), 1059–69. doi:10.1093/brain/awl031

Mrachacz-Kersting, N., Fong, M., Murphy, B. a, & Sinkjaer, T. (2007). Changes in excitability of the cortical projections to the human tibialis anterior after paired associative stimulation. *Journal of Neurophysiology, 97*(3), 1951–8. doi:10.1152/jn.01176.2006

Nielsen, J., & Petersen, N. (1993). Task-related changes in the effect of magnetic brain stimulation on spinal neurones in man. *The Journal of ...*, 223–243.

Nielsen, J., & Petersen, N. (1995a). Changes in the effect of magnetic brain stimulation accompanying voluntary dynamic contraction in man. *The Journal of Physiology, 484 (Pt 3*, 777–89.

Nielsen, J., & Petersen, N. (1995b). Evidence favouring different descending pathways to soleus motoneurones activated by magnetic brain stimulation in man. *The Journal of Physiology, 486 (Pt 3*, 779–88.

Pascual-Leone, a, Grafman, J., & Hallett, M. (1994). Modulation of cortical motor output maps during development of implicit and explicit knowledge. *Science (New York, N.Y.), 263*(5151), 1287–9.

Pascual-Leone, a, Nguyet, D., Cohen, L. G., Brasil-Neto, J. P., Cammarota, a, & Hallett, M. (1995). Modulation of muscle responses evoked by transcranial magnetic stimulation during the acquisition of new fine motor skills. *Journal of Neurophysiology, 74*(3), 1037–45.

Rioult-Pedotti, M. S., Friedman, D., Hess, G., & Donoghue, J. P. (1998). Strengthening of horizontal cortical connections following skill learning. *Nature Neuroscience, 1*(3), 230–4. doi:10.1038/678

Rodrigues, J. P., Walters, S. E., Stell, R., Mastaglia, F. L., & Thickbroom, G. W. (2008). Spike-timing-related plasticity is preserved in Parkinson's disease and is enhanced by dopamine: evidence from transcranial magnetic stimulation. *Neuroscience Letters, 448*(1), 29–32. doi:10.1016/j.neulet.2008.10.048

Rossini, P. M., Barker, a T., Berardelli, a, Caramia, M. D., Caruso, G., Cracco, R. Q., ... Lücking, C. H. (1994). Non-invasive electrical and magnetic stimulation of the brain, spinal cord and roots: basic principles and procedures for routine clinical application. Report of an IFCN committee. *Electroencephalography and Clinical Neurophysiology, 91*(2), 79–92.

Russmann, H., Lamy, J., & Shamim, E. (2009). Associative plasticity in intracortical inhibitory circuits in human motor cortex. *Clinical Neurophysiology, 120*(6), 1204–1212. doi:10.1016/j.clinph.2009.04.005.Associative

Schubert, M., Beck, S., Taube, W., Amtage, F., Faist, M., & Gruber, M. (2008). Balance training and ballistic strength training are associated with task-specific corticospinal adaptations. *The European Journal of Neuroscience, 27*(8), 2007–18. doi:10.1111/j.1460-9568.2008.06186.x

Song, S., Miller, K. D., & Abbott, L. F. (2000). Competitive Hebbian learning through spike-timing-dependent synaptic plasticity. *Nature Neuroscience, 3*(9), 919–26. doi:10.1038/78829

Stefan, K., Kunesch, E., Benecke, R., Cohen, L. G., & Classen, J. (2002). Mechanisms of enhancement of human motor cortex excitability induced by interventional paired associative stimulation. *The Journal of Physiology, 543*(2), 699–708. doi:10.1113/jphysiol.2002.023317

Stefan, K., Kunesch, E., Cohen, L. G., Benecke, R., & Classen, J. (2000). Induction of plasticity in the human motor cortex by paired associative stimulation. *Brain : A Journal of Neurology, 123 Pt 3*, 572–84.

Taube, W., Leukel, C., Nielsen, J. B., & Lundbye-Jensen, J. (2014). Repetitive Activation of the Corticospinal Pathway by Means of rTMS may Reduce the Efficiency of Corticomotoneuronal Synapses. *Cerebral Cortex (New York, N.Y. : 1991)*. doi:10.1093/cercor/bht359

Taube, W., Lundbye-Jensen, J., Schubert, M., Gollhofer, A., & Leukel, C. (2011). Evidence that the cortical motor command for the initiation of dynamic plantarflexion consists of excitation followed by inhibition. *PloS One, 6*(10), e25657. doi:10.1371/journal.pone.0025657

Tokimura, H., Di Lazzaro, V., Tokimura, Y., Oliviero, a, Profice, P., Insola, a, … Rothwell, J. C. (2000). Short latency inhibition of human hand motor cortex by somatosensory input from the hand. *The Journal of Physiology, 523 Pt 2*, 503–13.

Traversa, R., Cicinelli, P., Bassi, A., Rossini, P. M., & Bernardi, G. (1997). Mapping of Motor Cortical Reorganization After Stroke: A Brain Stimulation Study With Focal Magnetic Pulses . *Stroke , 28* (1), 110–117. doi:10.1161/01.STR.28.1.110

Ueki, Y., Mima, T., Kotb, M. A., Sawada, H., Saiki, H., Ikeda, A., … Fukuyama, H. (2006). Altered plasticity of the human motor cortex in Parkinson's disease. *Annals of Neurology, 59*(1), 60–71. doi:10.1002/ana.20692

Ungerleider, L. (2002). Imaging Brain Plasticity during Motor Skill Learning. *Neurobiology of Learning and Memory, 78*(3), 553–564. doi:10.1006/nlme.2002.4091

Ungerleider, L., Karni, A., Meyer, G., Jezzard, P., Adams, M., & Turner, R. (1995). Functional MRI evidence for adult motor cortex plasticity during motor skill learning. *Nature*.

Wolters, A., Sandbrink, F., Schlottmann, A., Kunesch, E., Stefan, K., Cohen, L. G., … Classen, J. (2003). A temporally asymmetric Hebbian rule governing plasticity in the human motor cortex. *Journal of Neurophysiology, 89*(5), 2339–45. doi:10.1152/jn.00900.2002

Zeller, D., & Classen, J. (2014). Plasticity of the motor system in multiple sclerosis. *Neuroscience*, 1–9. doi:10.1016/j.neuroscience.2014.05.043

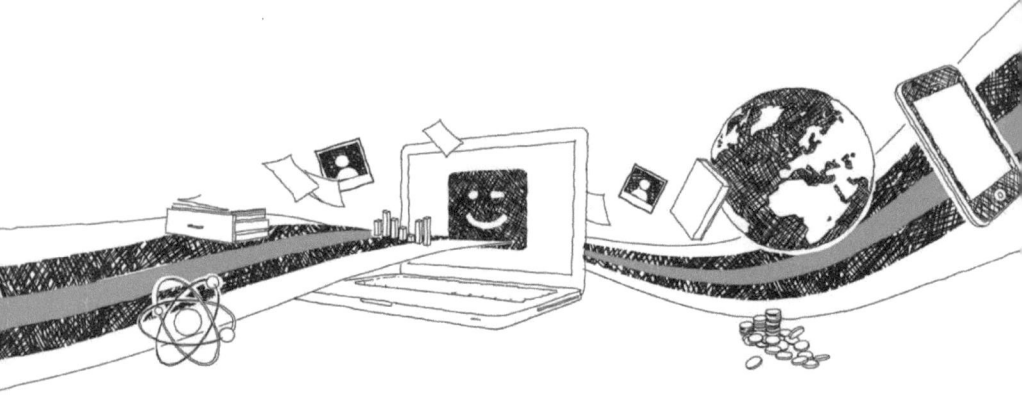
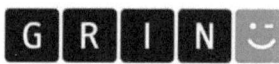